# Nutrición Vibracional para la Nueva Era

# Nutrición Vibracional para la Nueva Era

por

## Artimia Arian

TASHIRAT COSMIC LEARNING CENTER,
TEPOZTLÁN, MÉXICO

www.Tashirat.com

Nutrición Vibracional para laNueva Era

Centro de Aprendizaje Tashirat, Tepoztlán, México

Para obtener información dirígase a:
www.Tashirat.com/es

Los procedimientos médicos y de salud en este libro se basan en la investigación, entrenamiento y experiencia personal de la autora.  Dado que cada uno de nosotros y cada situación son únicos, se le ruega al lector que consulte con un profesional de la salud cuando tenga dudas, antes de aplicar ningún procedimiento, y de preferencia, que trabaje bajo su supervisión.

ISBN: 978-1-312-84946-4 (Pbk)

Fotos de Portada y Contraportada por Thyesha Arian

# Reconocimiento y Dedicatoria

Le agradezco a Dios, el Divino Padre de el Todo, y a Sus distinguidos Doctores Cósmicos y Maestros, quienes han trabajado conmigo por los últimos quince años, iluminándome con su conocimiento, permitiéndome compartirlo con la humanidad.

Le dedico este libro a todos los profesionales de la salud y a los sanadores con consciencia de la Nueva Era. A toda la gente que sufre de padecimientos crónicos o degenerativos, que son lo suficientemente sensibles vibracionalmente para estar receptivos a la Medicina Integral y a los aspirantes espirituales que están pasando por su ascenso vibracional.

En la Verdad, el Amor y la Vida.
Artimia Arian

# Nota al Lector

Este libro está repleto de conocimiento que asume la conciencia cósmica del lector. Es importante mencionar además, que sólo se puede entender si los siguientes libros de Artimia Arian se leen en el orden indicado:

Redespertar Cósmico

Nutrición Vibracional para la Nueva Era

El Entendimiento Cósmico de la Enfermedad y la Cura

Enseñanzas Espirituales Eternas

Citas Inspiracionales para la Nueva Era

Enseñanzas Esenciales para la Nueva Era

Visión Espiritual para la Nueva Era

Para información adicional por favor lea también :

¡A La Vida!

Recetario. Guía por Chakra

El Manual de Recetas de Tashirat

Para simplificar la escritura de este libro, utilicé el género masculino refiriéndome al lector, no el femenino, y no intercalé masculino y femenino como hice en algunos de mis otros libros. No se trata en modo alguno de una preferencia de género.

En la Verdad, el Amor y la Vida,
Artimia Arian

# Contenido

# Una nota de la Autora

*Lo que he llamado Medicina Integral, es un sistema comprehensivo que abarca el Naturismo (Nutrición y Terapias Naturales - ver el Redespertar Cósmico), la Homeopatía (un sistema de Medicina Vibracional) y la Medicina Cósmica. La Medicina Cósmica es una Medicina Vibracional específicamente apta y vital para esta Nueva Era, con el ascenso de la vibración de la Tierra. Abarca todo lo siguiente: la evolución del pasado del individuo; su vibración presente; las lecciones de vida de Chakras aprendidas en esta vida y en vidas anteriores; las lecciones que debe aprender en esta vida y cómo debe hacerlo; la fuerza vital del individuo y su fuerza constitucional; así como la fuerza y el equilibrio de cada uno de los chakras primarios. En la Medicina Integral, los síntomas se explican y se alivian si es necesario, pero no se suprimen. El estudiante encontrará y comprenderá la causa raíz de la enfermedad en general y la condición del paciente en particular. Para comprender completamente el conocimiento que se proporciona en este libro, es necesario haber asimilado el conocimiento transmitido en uno de mis libros, El Redespertar Cósmico, como un requisito previo.*

*Escribir libros cósmicos nunca tarda más de un mes (incluyendo El Redespertar Cósmico). Son las experiencias de la vida y la larga experimentación que se requiere para perfeccionar esta experiencia de vida, lo que convierte una gran cantidad de información en un tesoro de conocimiento confirmado, y esto toma años. Tomó años de esfuerzo acumular el conocimiento de nutrición que contiene este libro y las gemas de conocimiento esencial que se muestran aquí serán muy apreciadas por cualquiera que esté ascendiendo o por los pacientes con problemas físicos. Para poder dar un tratamiento exitoso a los pacientes en esta era, además de la guía exitosa de los aspirantes espirituales en ascenso, es una necesidad fundamental tener un amplio conocimiento (auto experimentado) de la Nutrición Vibracional.*

1

*Este libro no está diseñado para ser un Manual de Nutrición completo. Lo que he proporcionado es el Conocimiento Cósmico en esencia, lo cual no se encuentra en otros libros. Es necesario leer ampliamente textos colaterales, para complementar este conocimiento. Para practicar la Medicina Integral, es necesario tener un conocimiento vasto de la Nutrición bioquímica, así como de Anatomía, Fisiología, de Patología y de la Enfermedad. En cuanto a Nutrición, recomiendo ampliamente los siguientes libros: Sick and Tired (Enfermo y Cansado) y La Milagrosa Dieta del pH del Dr. Robert Young; los libros de Ann Wigmore; los libros de Norman Walker, en particular Vegetable Juices (Jugos Vegetales); y The Chemistry of Man (La Química del Hombre) del Dr. Bernard Jensen. La Escuela de Homeopatía de Inglaterra proporciona dos cursos sobresalientes acerca de Anatomía, Fisiología, Patología y Enfermedad (además de los excelentes cursos de Homeopatía).*

*Es importante comprender que la vibración perfecta no es ni alta ni baja, sino la vibración exacta que requiere el cuerpo en ese momento para equilibrar sus energías. Proporcionar la vibración perfecta con la comida (o con homeopatía o con una cura energética) tendrá como resultado una reparación física y/o emocional casi instantánea en el cuerpo (a veces incluso tan rápido como en quince minutos). Proporcionar una vibración imperfecta puede resultar en problemas digestivos, náuseas o irritabilidad emocional e infelicidad.*

# *Introducción*

Una dieta adecuada es probablemente el factor más importante que se debe considerar durante el tratamiento de cualquier enfermedad crónica. Al menos el 90% de los padecimientos humanos han sido provocados por una nutrición fallida e inadecuada. Casi todos los desórdenes crónicos están relacionados con una dieta incorrecta hasta cierto punto y no se puede esperar una recuperación permanente si no se mejora la dieta. El adecuado suministro de comida de calidad es el más poderoso de todos los agentes curativos. La comida debe ser nuestra primera medicina y la terapia nutricional debe ser nuestra terapia principal. La homeopatía, acupuntura, ajustes quiroprácticos, trabajos de osteopatía, apoyo herbolario, cirugía, terapia física, masajes, terapia con yoga y todas las otras artes de curación tienen su justo lugar, pero ninguna curación puede ser exitosa sin un apoyo nutricional adecuado para los pacientes. Sólo la comida construye, fortalece y repara los tejidos dañados. Es extraño que ningún campo médico de estudio y de observación ha tenido tan poca cobertura como el campo de la nutrición, tanto para mantener la salud como para tratar las enfermedades.

Es importante darse cuenta que eliminar adecuadamente los desechos del cuerpo es esencial para la salud. Las comidas sin valor nutritivo lentamente causan desnutrición, mientras que la falta de eliminación, debido a una deficiencia de elementos alcalinos (vegetales), causa acidosis o toxemia. La muerte por medio de la retención de venenos de desecho en las células llega más rápido que la muerte por falta de alimento, porque los fluidos del cuerpo deben ser alcalinos para llevar a cabo el proceso vital.

Nuestros cuerpos están compuestos por agua, sales minerales, elementos traza (oligoelementos), proteínas, glúcidos, lípidos y vitaminas. Para funcionar adecuadamente, el cuerpo humano debe reabastecerse constantemente con comida que le proporcione los elementos mencionados. Mientras más comida viva se consuma, mejor, pues la cocción de los alimentos destruye la mayoría de sus *enzimas y vitaminas y convierte los minerales a un estado inorgánico desbalanceado.*

*A nivel químico, el cuerpo está compuesto de veintiún elementos químicos esenciales o minerales y cada uno de ellos juega un rol especial. Si las sales minerales requeridas para nuestra sangre y tejidos no se suministran en cantidad suficiente, o si falta alguno, la salud puede deteriorarse rápidamente. Si no se utilizan métodos adecuados para cocinar, la mayoría de esos minerales se destruyen o se vuelven imposibles de asimilar.*

*Estos son <u>los once elementos químicos primarios que conforman el cuerpo humano</u> (y que por lo tanto es necesario que el cuerpo los obtenga de la comida para funcionar adecuadamente): oxígeno, carbono, hidrógeno, nitrógeno, azufre (constructores de tejidos blandos), calcio, fósforo, magnesio (constructores de huesos), potasio, sodio, cloro (electrolitos).*

*<u>Los elementos traza esenciales del cuerpo son</u>: hierro, cobre, cobalto (que junto con el oxígeno construyen la sangre), flúor, zinc, silicio, yodo, selenio, manganeso, molibdeno, cromo.*

*<u>Los elementos traza que no son esenciales pero sí útiles son</u>: vanadio, estaño, níquel, arsénico, boro, estroncio, litio, germanio. Hay aproximadamente ochenta y siete elementos traza en general.*

*<u>Los alimentos que acidifican son:</u> los productos refinados y procesados, la carne, la comida chatarra y la comida cocida de más o frita acidifican. La carne y otras comidas cocidas se pudren en los intestinos y saturan todo el cuerpo.*
*Esto causa que la sangre se sature de desechos, lo cual obstruye los vasos capilares, causa congestiones dolorosas y lleva al auto envenenamiento de las células. Una dieta que acidifica, desprovista de sus componentes alcalinos, no puede neutralizar los ácidos de fermentación ni los del estómago.*

*La sangre es la vida del cuerpo. Para ser completamente eficiente, el cuerpo debe tener 25 trillones de glóbulos rojos perfectos, redondos con forma de disco. El papel de los glóbulos rojos y del*

4

*plasma es llevar nutrientes y oxígeno a todas las partes del cuerpo y transportar las células sanguíneas usadas y otras materias tóxicas a los órganos que las podrán eliminar. Muchos naturistas están de acuerdo en que la carne y otras comidas cocidas que se fermentan en el tracto digestivo producen toxinas, las cuales causan que los discos redondos mencionados anteriormente se transformen en corpúsculos sin vida que están exhaustos y a punto de expirar.*

*Las frutas y las verduras, cuando se combinan con nueces, semillas y otros granos crudos y germinados, son excelentes fuentes de sales minerales. Como estos alimentos no producen fermentación o putrefacción después de un periodo corto en el tracto digestivo, son obviamente los alimentos adecuados para tratar y prevenir enfermedades.*

*Los alimentos naturales favorecen todas las funciones corporales naturales; mantienen limpio el estómago, promueven el peristaltismo intestinal, eliminan los venenos intestinales y libran al cuerpo de desechos tóxicos peligrosos que pudieran causar estados patológicos en distintas partes del cuerpo. Este es el motivo por el cual una dieta de alimentos naturales es el principio esencial básico para recuperar y mantener una buena salud.*

*Nuestros cuerpos se generan a partir de los elementos químicos que componen la superficie de nuestro planeta. Debemos conocer y usar los alimentos que tienen los elementos químicos correctos que necesitamos para mantener la salud. Si tu ingesta de minerales está por debajo de cierta cantidad, experimentarás síntomas de deficiencia, pero si tu ingesta está por encima de cierta cantidad, experimentarás efectos tóxicos. La química del cuerpo te enseña cómo y porqué necesitas ciertas cantidades de nutrientes y también te enseña cuales son las mejores fuentes alimenticias de esos nutrientes. Un cuerpo químicamente equilibrado es un cuerpo sano, y no se puede negar que para una salud óptima también necesitamos ejercicio, aire fresco, suficiente descanso, recreación y una actitud mental positiva, la cual usualmente está relacionada con una visión filosófica o espiritual.*

*Algunos individuos naturalmente absorben o asimilan cantidades más grandes de ciertos elementos bioquímicos. Su afinidad por ciertos elementos en particular crea características físicas, mentales y espirituales que expresan y reflejan las propiedades de esos patrones bioquímicos predominantes. Cada persona, debido a su propio temperamento, evolución pasada, disposición metabólica, actividad mental, facultades predominantes y frecuencia vibracional, usa los elementos químicos básicos en distintas proporciones, causando desequilibrios químicos en el cuerpo, lo cual corresponde a distintos tipos de temperamento.*

*El Dr. V.G. Rocine descubrió una relación entre los excesos o deficiencias bioquímicas y el tipo básico de temperamento humano. El Dr. V.G. Rocine era un homeópata noruego que dijo que el exceso o la deficiencia de alguno de los elementos químicos primarios necesarios en la nutrición humana podían causar la mayoría de las enfermedades y síntomas mentales psicópatas conocidos por el hombre. Por lo tanto, Rocine creía que la comida (junto con otros elementos esenciales como el aire fresco, la luz del sol, descanso, etc.) era la mejor medicina para el hombre. Rocine creía que no había tal cosa como un metabolismo normal. Todos tenemos cierto nivel de desequilibrio, debido a una utilización más rápida o más lenta de uno o más de los elementos químicos principales en el cuerpo. Personalmente, yo creo que esto es debido al distinto nivel de vibración de cada persona, lo cual es consecuencia de su propia evolución.*

*El Dr. Rocine describe un tipo de persona de calcio, un tipo de persona de silicio y otros tipos correspondientes a muchos de los otros elementos importantes en la nutrición humana. En el tipo de calcio, hay una mayor necesidad de alimentos con calcio para que esa persona exprese su temperamento particular (más como un temperamento kundalini) y si se desarrolla una deficiencia de calcio, no sólo el cuerpo se afectará sino también el alma. Todos los tipos químicos de personas siguen este mismo principio, por ejemplo, una persona tipo fósforo, mostraría las cualidades correspondientes al elemento mineral fósforo. Sin embargo, la persona puede tener abundante fósforo en el cuerpo, ya sea porque tiene una afinidad natural con los alimentos que contienen fósforo y los consume en exceso, o porque tiende a absorber ese mineral más que otras personas. En cualquier caso, se debe a la afinidad vibracional que hay entre ese individuo y dicho mineral.*

*Sin embargo, la persona podría quemar ese mineral más rápido de lo que lo repone. Un buen ejemplo es una persona cerebral de tipo fósforo, quien usa la mente y el intelecto, pero esas actividades mentales lo consumen. En este caso, incluso aunque sea claramente un tipo fósforo, podría tener deficiencia de ese mineral y por lo tanto necesitaría consumirlo en mayores cantidades, debido a sus actividades predominantemente mentales y/o espirituales.*

*Por lo tanto, las deficiencias siempre afectan el cuerpo, el alma y el espíritu. Sin embargo, las deficiencias minerales pueden estar relacionadas con el equilibrio o desequilibrio de los propios chakras. El hombre es un espíritu que vive en un cuerpo y que tiene un alma. El espíritu motiva al alma a que desarrolle sus atributos y los exprese por medio de las actividades del cuerpo.*

*Debemos aprender a usar la comida como la base para corregir nuestras deficiencias o desequilibrios bioquímicos y vibracionales, los cuales afectan la salud tanto mental como física. Las facultades mentales, emocionales y espirituales se pueden cambiar equilibrando al cuerpo bioquímicamente y vibracionalmente por medio de la comida.*

*La positividad se mejora con ciertos elementos: silicio, oxígeno, hierro, carbono, fósforo, manganeso y magnesio. La positividad y la evolución también se mejoran viviendo la experiencia correcta de la lección de vida del chakra. Incluso si uno sigue una dieta óptima, si no se toma en cuenta la experiencia de vida del chakra correcto, no será posible conseguir la salud, puesto que la salud es un equilibrio. Una persona positiva y optimista expresa alegría, esperanza, risa, ideales, metas, amor, tendencias sociales y emociones profundas. Estas cualidades contribuyen a incrementar la confianza en la humanidad, al entusiasmo por el futuro, a tener una visión esperanzadora de la vida, metas en la vida claramente definidas, actitudes mentales positivas y una participación activa en la vida. Por el contrario, la falta de estas expresiones lleva a la* negatividad y al pesimismo. Una fuerte influencia de los siguientes elementos: nitrógeno, calcio, flúor y cloro, además de facultades fuertes de voluntad, de razonamiento, instintos comerciales y de auto-preservación (tendencias kundalini), llevarán a que la tendencia negativa sobrepase a la tendencia positiva.

Hoy podemos encontrar a mucha gente confiando en los suplementos de minerales de las tiendas de productos para la salud, pero aunque sí tienen un lugar (debido al suelo desprovisto de nutrientes, etc.), creo que debemos obtener la mayoría de nuestros minerales de la comida. Ningún químico existe en aislamiento, excepto cuando se le prepara en un laboratorio. En la naturaleza, los químicos existen en grupos y necesitamos estas formas complejas en nuestros cuerpos para asegurar que los elementos se utilizarán adecuadamente y evitar deficiencias. Por ejemplo, sin el suficiente yodo y vitamina D, el calcio no se puede usar adecuadamente en el cuerpo; sin la vitamina B-12, el hierro no se puede asimilar. Es mucho más eficiente y seguro obtener nuestros minerales, vitaminas y otros nutrientes de la comida.

Las sales celulares necesarias para la salud se trituran y potencian naturalmente por las plantas en el proceso de fotosíntesis. Esto eleva el nivel vibracional de los bioquímicos, al punto en el que el cuerpo puede asimilarlos mejor. Ningún laboratorio humano ha aprendido aun a crear alimentos mejor que la naturaleza, o a mejorar los métodos de la naturaleza. Los alimentos proporcionan una variedad suficiente de nutrientes y el cuerpo puede seleccionar lo que necesita, siempre y cuando tengamos suficiente variedad en la dieta.

Tener un conocimiento amplio de los componentes del cuerpo y de los elementos químicos que lo constituyen, los minerales que requiere para funcionar perfectamente, el papel que estos minerales juegan en el cuerpo y sus fuentes alimenticias, es rudimentario y esencial para todos los que estén interesados en mejorar su propia salud y/o ayudar a los demás a hacer lo mismo. Tener un amplio conocimiento de las lecciones de vida de los chakras y conocer las fortalezas, debilidades, equilibrios y desequilibrios de los chakras de una persona y relacionarlos con las lecciones que debe dominar, *es igualmente esencial para el ascenso vibracional, lo cual es, en efecto, sanar.*

# Los Componentes
## del Cuerpo Humano

*El cuerpo humano está compuesto por (y por lo tanto debe reabastecerse de):*

1. *Agua*
2. *Sales Minerales*
3. *Elementos traza*
4. *Proteínas*
5. *Glúcidos*
6. *Lípidos*
7. *Vitaminas*

*En los organismos vivos hay dos tipos de compuestos: orgánicos e inorgánicos. Los compuestos orgánicos están formados por moléculas que contienen átomos de carbono. Los compuestos inorgánicos generalmente no contienen átomos de carbono (aunque algunos sí). Las moléculas orgánicas generalmente son más grandes y más complejas que las moléculas inorgánicas. Ambos tipos de compuestos son igualmente importantes para la química de la vida.*

*Los compuestos inorgánicos del cuerpo consisten en: agua y ácidos, bases y sales.*

*Los tipos principales de compuestos orgánicos que se encuentran en el cuerpo son: carbohidratos, lípidos (grasas), proteínas y ácidos nucleicos,*
*Normalmente hay hasta cuarenta y seis o más elementos químicos que forman el cuerpo humano. Cinco de ellos (carbono, hidrógeno, oxígeno, nitrógeno y azufre) forman el noventa y nueve por ciento*

de las moléculas el cuerpo, principalmente tejidos blandos y líquidos (es decir, proteína, carbohidratos, grasas y agua).

Cuando los elementos químicos como el carbono, hidrógeno, oxígeno, nitrógeno y azufre se unen en largas moléculas, se vuelven proteínas, carbohidratos y grasas.

Las vitaminas son necesarias para el crecimiento normal, mantenimiento de los tejidos y para el metabolismo. También trabajan con las enzimas, para asegurarse de que todas las actividades del cuerpo se llevan a cabo adecuadamente. Las vitaminas y los minerales reciben el nombre de micronutrientes porque sólo se necesitan en pequeñas cantidades. Debido a que la mayoría no las produce el cuerpo, deben obtenerse de la dieta. Como con otros nutrientes, la deficiencia de sólo una vitamina puede causar problemas en todo el cuerpo.

No hay sustituto para las vitaminas que se obtienen de la comida viva. Al igual que las enzimas, muchas vitaminas se destruyen en el proceso de cocción. Además, las vitaminas de la comida viva a menudo están naturalmente combinadas con otros nutrientes para que el cuerpo los absorba al máximo y los utilice, lo cual no es algo que puedan duplicar las pastillas de vitaminas.

Una persona que pese 165 libras (aproximadamente 74 kilos), lleva cerca de 115 libras (52 kilos) de agua, la mayoría en forma orgánica pero un poco en forma libre. La saliva está formada por 99% de agua, la sangre 80% y los músculos 75%. Los compuestos orgánicos e inorgánicos (tanto químicos como bioquímicos) están suspendidos en solución de agua, optimizando la asimilación del material de construcción en la sangre; luego el material desgastado se desecha por el mismo medio. La fluidez, elasticidad, maleabilidad y consistencia de los tejidos es directamente proporcional a la cantidad de agua que tenga.

El consumo de agua destilada en grandes cantidades limpia los productos de desecho y las toxinas del cuerpo, destruye los gérmenes y limpia el organismo (con ayuda del cloro), pero no se aconseja su uso prolongado, pues también se lleva las sales *minerales del cuerpo y es más aconsejable en casos de artritis, endurecimiento y depósitos en el cuerpo. Los jugos de vegetales son la mejor fuente de agua orgánica y son ricos en minerales.*

14

# Elementos Químicos del Cuerpo Humano

El propósito fundamental de la alimentación es reponer los elementos químicos que forman las células y tejidos de nuestro cuerpo. Esta es una descripción de los elementos químicos que un cuerpo adulto promedio tiene y en donde se encuentran dentro del mismo.

## El Cuerpo Humano Adulto

El cuerpo humano está formado en promedio de los siguientes elementos atómicos:

| Elemento | % Aproximado | Principalmente en la formación de: |
|---|---|---|
| Oxígeno | 65 | Huesos, dientes, piel, glóbulos rojos, circulación, optimismo |
| Carbono | 18 | Dientes, tejido conectivo, piel, cabello, uñas |
| Hidrógeno | 10 | Sangre y todas las células del cuerpo |
| Nitrógeno | 3 | Músculos, cartílago, tejidos, ligamentos, tendones, músculos magros |
| Calcio | 2 | Huesos y dientes |
| Fósforo | 1 | Sangre y cerebro |
| Potasio | 0.4 | Sangre, huesos y todas las células |
| Azufre | 0.25 | Sangre |
| Sodio | 0.25 | Piel, nervios, membrana mucosa |

| | | |
|---|---|---|
| Cloro | 0.25 | Epitelio, nervios, etc. |
| Flúor | 0.2 | Uñas, cabello, sangre, piel |
| Magnesio | 0.05 | Sangre, nervios, músculos |
| Hierro | 0.008 | Sangre, huesos, cerebro, músculos, etc. |
| Manganeso | 0.003 | Hemoglobina, linfa, etc. |
| Silicio | 0.0002 | Sangre, músculos, nervios, piel, cabello, uñas |
| Yodo | 0.00004 | Tiroides, sangre, nervios de la columna, cerebro, hueso, metabolismo |

(Datos obtenidos de *Diet and Salad,* del Dr. en Ciencias N.W. Walker)

Nuestros órganos vitales, glándulas, huesos, ligamentos, músculos y los demás tejidos del cuerpo tienen sus propias necesidades nutricionales especiales.
La siguiente tabla enlista los elementos químicos específicos que cada tipo de tejido necesita.

| Tipo de Tejido | Nutriente |
|---|---|
| Glándulas suprarrenales | Zinc |
| Sangre | Hierro |
| Intestino | Magnesio |
| Cerebro/Nervios | Fósforo/Oxígeno |
| Corazón | Potasio/Magnesio |
| Riñones | Cloro |
| Hígado | Hierro/Azufre |
| Pulmones | Silicio |
| Músculos | Potasio |
| Cabello/Uñas | Silicio |
| Glándula Pituitaria | Fósforo |
| Piel | Silicio/Azufre |
| Bazo | Cobre/cloro |
| Estómago | Sodio/cloro |
| Dientes/huesos | Calcio/flúor |

| Tiroides | Yodo |
|----------|------|

(Datos obtenidos del libro *Guide to Body Chemistry and Nutrition* del Dr. Bernard Jensen)

# El Cuerpo y Los Elementos Químicos

*Proteínas del Cuerpo:* carbono, hidrógeno, oxígeno, nitrógeno más fósforo, azufre y hierro en muchos casos.

*Grasa corporal:* carbono, hidrógeno, oxígeno.

*Requeridos para el metabolismo de las células:* hierro, fósforo, sodio, potasio, calcio, magnesio, azufre, manganeso, cobre.

*Porcentaje de agua en los tejidos:* grasa: 20%, sangre: 80%, huesos: 25%, riñones: 80%, hígado: 70%, músculo: 75%, piel: 70%, cerebro: 85%, nervios: 70%.

*Músculos:* potasio, magnesio, cloro, manganeso, calcio, fósforo, selenio.

*Huesos y dientes:* calcio, fósforo, magnesio, flúor, silicio, cobre, manganeso.

*Articulaciones y ligamentos:* sodio, hierro, manganeso.

*Cabello y uñas:* silicio, hierro, azufre, zinc, cloro.

*Piel:* silicio, azufre, sodio, manganeso, cobre.

*Cerebro y sistema nervioso:* fósforo, magnesio, potasio, sodio, yodo, azufre, silicio, calcio, manganeso.

*Corazón:* magnesio, hierro, potasio, calcio, fósforo.

*Sangre:* hierro, cobre, zinc, sodio, potasio, calcio.

*Vasos sanguíneos:* magnesio, silicio, azufre.

*Bazo:* hierro, cobre, flúor, sodio, potasio, magnesio.

*Hígado:* zinc, selenio, azufre, hierro, potasio, magnesio.

*Riñones:* potasio, cloro, flúor, manganeso, magnesio, calcio, hierro, silicio.

*Pulmones:* fósforo, manganeso, silicio.

*Sistema gastrointestinal:* sodio, potasio, cloro, flúor, yodo, calcio, hierro.

*Ano:* silicio

*Vejiga:* silicio, flúor.

*Oído interno:* magnesio, flúor, hierro, cloro.

*Ojos:* azufre, flúor.

*Glándula Pituitaria:* yodo, fósforo, azufre, manganeso, bromo.

*Glándula pineal:* fósforo, azufre, manganeso.
*Médula adrenal:* fósforo, azufre, manganeso, yodo.
*Córtex adrenal:* calcio, flúor, hierro, silicio.
*Tiroides, paratiroides, timo:* sodio, potasio, cloro, magnesio, yodo.
*Páncreas, Islotes de Langerhans:* zinc, manganeso, potasio, cromo.
*Próstata:* zinc, silicio, magnesio.
*Testículos, ovarios:* silicio, manganeso, magnesio, fósforo, zinc.
*(Tomado de The Chemistry of Man del Dr. Bernard Jensen)*

# La Nutrición Correcta
## para la Era Cósmica

La palabra "básico" viene del griego "basis", que significa base. En sentido químico, la palabra se refiere a las propiedades de la acidez y de la alcalinidad. Cuando un ion de metal está con un ion hidroxilo, tenemos una base y cuando un ion hidroxilo está con un ion negativo, como un cloruro o sulfato, tenemos un ácido. El término "álcali" significa lo mismo que carbonato de sodio y los metales alcalinos como el sodio y el potasio forman bases fuertes. Cuando las bases se enfrentan con los ácidos, hay una guerra química entre ellos que termina en una sal química. Una base vuelve azul al papel tornasol, mientras que un ácido lo pone rojo. Los ácidos y las bases son opuestos químicos.

El cuerpo humano no es lo mismo que el laboratorio de un químico; el cuerpo humano es complejo, pues involucra ácidos, bases, enzimas, calor, fermentación, etc. y emociones capaces de cambiar el ambiente químico en cualquier momento. Los alimentos que son básicos en el laboratorio podrían no serlo en el estómago, ni podrían responder de la misma manera en los tractos digestivos de distintas personas. Lo que neutraliza la acidez en un estómago podría no hacerlo en otro.

El elemento alimenticio más alcalino es el sodio, seguido por el magnesio. El potasio en la comida es alcalino para los músculos y el sistema urinario. El calcio es alcalino para los huesos, el magnesio para los nervios. El manganeso es alcalino para el cerebro y el hierro para la sangre. El sodio es alcalino para el tracto alimentario. El principio alcalino en los alimentos puede curar casi todas las enfermedades.

Una dieta basada en vegetales alcalinizadores, nueces y semillas germinadas y remojadas, aceites esenciales y frutas bajas en azúcar regenera la salud, la armonía y el equilibrio. Normalizar el pH de la sangre y de los tejidos reducirá la cantidad de microformas que causan síntomas en el cuerpo y por lo tanto, se reducirán los síntomas.

Robert Young es capaz de analizar tu sangre y describir tus síntomas. Él dice que "Las miles de muestras de sangre de todas las partes del mundo que he estudiado revelan los sorprendentes cambios celulares que ocurren cuando cambia la dieta. En la medida en la que una persona come más alimentos alcalinizantes, especialmente vegetales crudos, veo una tremenda mejoría en la integridad de los glóbulos rojos, oxigenación de la sangre y en los niveles de microformas negativas". (La Milagrosa Dieta del pH).

Toda la comida digerida en nuestros cuerpos se metaboliza o se quema hasta formar un residuo de ceniza, el cual puede ser neutral, ácido o alcalino, dependiendo del contenido mineral del alimento original. El potasio, calcio, magnesio, sodio, zinc, plata, cobre y hierro forman cenizas alcalinas; el azufre, fósforo, cloro y yodo dejan ceniza ácida. La mayoría de los elementos son alcalinos.

"Es fácil categorizar qué comidas dejan qué tipo de ceniza. En general, los alimentos de origen animal como la carne, huevos, lácteos, alimentos procesados y refinados, alimentos con levadura, comidas fermentadas, granos, endulzantes artificiales, frutas y azúcares acidifican, al igual que el café, el chocolate, té negro y refrescos. Por otro lado, los vegetales son alcalinizantes. Eso incluye algunos que técnicamente son frutas: aguacate, jitomate y pimiento. Algunas frutas cítricas no dulces también son básicas en el cuerpo, así como también las nueces, semillas y granos germinados. Los granos acidifican, aunque unos pocos (mijo, trigo sarraceno y espelta) lo hacen muy ligeramente. Los alimentos crudos son más alcalinizantes, mientras que la comida cocida es más acidificante" (La Milagrosa Dieta del pH, Robert Young).

Young dice que para mantener un pH balanceado en la sangre y en los tejidos, la dieta debe consistir por lo menos en el 70-80% de alimentos alcalinos (o básicos).

# *Vegetales*

*La clorofila ayuda a que las células de la sangre entreguen oxígeno a todo el cuerpo. Las verduras de hojas verdes tienen la mayor cantidad de clorofila. Los vegetales verdes también son altos en clorofila. Los vegetales y especialmente los vegetales verdes están excesivamente provistos de nutrientes y dan justo casi todas las vitaminas, minerales y micronutrientes que el cuerpo podría necesitar. Los vegetales también son extremadamente altos en fibra, lo cual es crucial para la dieta. La fibra no sólo ayuda al movimiento peristáltico, hay estudios que han demostrado que reducen marcadamente la microtoxicidad. Las fibras actúan como esponja, absorbiendo los ácidos del cuerpo; son las mejores escobas para limpiar los intestinos.*

*Los vegetales, especialmente los vegetales crudos, tienen abundantes enzimas necesarias para casi todas las operaciones químicas del cuerpo, pues entre otras cosas, las enzimas ayudan a la digestión. Al comer comida viva llena de enzimas, uno incrementa notablemente su potencial enzimático general y por lo tanto la energía general, porque lo que las enzimas de la comida pudieron realizar en la digestión, ayuda a que las enzimas digestivas del cuerpo tengan que hacer menos trabajo. El cuerpo entonces puede crear más enzimas metabólicas para otras funciones, como reparar el daño causado por las micotoxinas.*

*Los jitomates y los aguacates son buenas elecciones de vegetales (técnicamente son frutas), porque al comerlos crudos, alcalinizan y son bajos en azúcar. Tienen más potasio que los plátanos y mucha menos azúcar.*

# *Granos*

*El trigo y el arroz son los granos más acidificantes (también generan moco).El amaranto, la quínoa y la espelta son ligeramente ácidos y el mijo y el trigo sarraceno son más neutrales y no*

23

*provocan la formación de moco. También son altos en proteína y se digieren lentamente, por lo tanto mantienen el equilibrio de la azúcar en la sangre.*

*Proteína*

*La proteína no animal puede provenir del tofu, leguminosas, nueces crudas, semillas y granos germinados, aguacates. Todas estas son proteínas de alta calidad que se asimilan mejor que las proteínas animales. Todas las otras proteínas que el cuerpo necesita se pueden obtener de las verduras. La clave para darle proteínas al cuerpo es la calidad, no la cantidad.*

*El cuerpo tiene una reserva de aminoácidos libres, los cuales contribuyen con cerca de setenta gramos de proteína diariamente. La mayoría de la gente tiene reservas de proteína, y a menos de que tengas síntomas específicos de deficiencia de proteína (pérdida de tejido muscular, caída del cabello, uñas quebradizas), no tienes de qué preocuparte, estás obteniendo suficientes proteínas. Los vegetales llevan todos los aminoácidos que el cuerpo necesita, siempre y cuando estés consumiendo una amplia variedad y que los complementes con pastos.*

*La carne (puerco, res, cordero, pollo, pavo, etc.) y los huevos están llenos de hormonas, pesticidas, esteroides, antibióticos, microformas, micotoxinas y de grasas saturadas que contribuyen a las enfermedades del corazón, derrames cerebrales y cáncer, entre otros padecimientos. Hay una fuerte relación entre la proteína de origen animal y distintos tipos de cáncer. Hay estudios que muestran que las personas que obtienen el 70% de su proteína de productos de origen animal tienen la mayor cantidad de problemas de salud, a comparación de quienes obtienen un pequeño porcentaje de su proteína de dichas fuentes*

*Además, los alimentos de origen animal están muertos en todos los sentidos, incluyendo la falta de enzimas. Los alimentos vegetales, vivos con sus enzimas, energía y fitonutrientes, son muy superiores en todos los sentidos. Cualesquiera que sean los nutrientes de los alimentos de origen animal, simplemente no valen el riesgo que conllevan, sin mencionar el estrés que causan al cuerpo durante la digestión y con la energía requerida para extraer los nutrientes que contienen. Todas las carnes están impregnadas de microformas y sus toxinas. La mayoría de las micotoxinas toleran el calor, así que cocinarlas no las elimina. Anatómica y fisiológicamente, los humanos no estamos hechos para ser carnívoros u omnívoros.*

## *Vitamina B12*

*Mucha gente basa sus críticas hacia el vegetarianismo en la ausencia dietética de la anti-perniciosa vitamina B-12; sin embargo pasan por alto el hecho de que esta vitamina es sensible al calor y alrededor del 85% de su efectividad se pierde durante las condiciones normales de cocción y como nadie come carne cruda, no pueden decir que la proteína animal es una fuente de esta vitamina. Entonces, la pregunta que hay que hacerse es ¿por qué no tenemos una epidemia planetaria de anemia perniciosa?*

*Ha sido dado a conocer que la máxima fuerte de toda la vitamina B-12 son ciertas bacterias. Al parecer, las bacterias que se encuentran en el tracto intestinal cubren adecuadamente las necesidades de vitamina B-12 de humanos y animales.*

*Las principales causas de la deficiencia de vitamina B-12 son las siguientes: un grueso recubrimiento de moco y baba a lo largo del tracto intestinal, el cual reduce la permeabilidad para todas las vitaminas. Las bacterias de putrefacción predominan debido a factores como comer de más, malas combinaciones alimenticias y una dieta alta en proteína, exceso de azúcar, deficiencia de enzimas, insecticidas.*

*El síntoma más pronunciado de la deficiencia de vitamina B-12 es la sensibilidad extrema al frío y al calor (el agua normal de la llave se siente como hielo, con alfileres en la piel). Esta condición se puede corregir en aproximadamente dos semanas siguiendo una* correcta combinación de alimentos, comiendo sólo cuando se tenga hambre, eliminando todos los dulces, reduciendo la proteína y aumentando la cantidad de vegetales verdes y germinados en la dieta. También los acidófilos/bífidos ayudan. Las bacterias de putrefacción, junto con el gas asociado con éstas, serán remplazadas por las bacterias amigables, las cuales fabrican las vitaminas del complejo B, incluyendo la B12.

Los siguientes alimentos contienen Vitamina B12: huevos, leche y lácteos, alga dulse, alga kelp, frijoles y productos de soya, semillas de girasol y alfalfa (esta última es una rara fuente vegetal de vitamina B12).

## Ácidos Grasos Esenciales

Los Ácidos Grasos Esenciales son vitales para una buena salud y tienen muchas funciones dentro del cuerpo. Las grasas poliinsaturadas como los aceites de linaza, borraja, onagra, semilla de uva y de cáñamo ayudan a construir las membranas de las células, a producir hormonas y a unir y eliminar ácidos. La mayoría de los aceites contienen grasas tanto mono saturadas como poliinsaturadas y las que son predominantemente mono saturadas, como el aceite de oliva, las nueces y los aguacates, se usan para dar energía a las células (en vez de los azúcares).

## Germinados (Brotes)

Los germinados están llenos de vitaminas, minerales y proteínas completas. Son casi el mejor alimento que puedes comer. Las semillas se vuelven más alcalinas en cuanto comienzan a brotar y los germinados están llenos de enzimas. Son biogénicos, te transfieren su energía de vida. Se pueden utilizar los siguientes germinados: de alfalfa, de soya verde, de garbanzo, de lenteja verde, de ajonjolí (sésamo), de semilla de girasol, de trigo sarraceno y de trigo.

*Evita la azúcar como si fuera la plaga, pues alimenta las microformas negativas. Las microformas aman todos los tipos de azúcar (refinada, morena, remolacha procesada, caña, azúcares y jarabes de maíz, jarabe de maple, miel, melaza, sacarosa, fructosa, maltosa, lactosa, glucosa, manitol, sorbitol, galactosa, azúcar de dátiles, incluso las azúcares naturales de las frutas, especialmente aquellas que elevan rápidamente el azúcar en la sangre).*

*En cualquiera de sus formas, las microformas aman el azúcar y la fermentarán formando alcohol y otras micotoxinas, creando un ambiente ácido en el cuerpo. Por lo tanto, aunque la fruta tiene muchas vitaminas y minerales beneficiosos y es rica en fibra, también está llena de azúcar, entonces debe comerse en moderación sólo cuando el cuerpo está en equilibrio. Las verduras pueden brindar los mismos beneficios nutritivos, pero sin los efectos secundarios negativos.*

*Se deben evitar casi todas las frutas hasta que el cuerpo haya regresado a su estado de equilibrio y luego las puede comer en moderación. Sin embargo, los limones, las limas y las toronjas no dulces son benéficas. La fruta es rica en nutrientes y es saludable, pero el azúcar que contiene se fermenta como cualquier otra azúcar, lo cual causa estragos en el sistema una vez que ya está fuera de equilibrio (como la mayoría de la gente). Los limones, las limas y las toronjas son ácidos pero tienen un efecto alcalinizante cuando se metabolizan en el cuerpo. Tienen muy poca azúcar y contienen abundante oxígeno, lo cual evita el crecimiento de microformas.*

*Los vegetales altos en carbohidratos (como las papas, calabazas, guisantes cocidos y zanahorias) se deben comer en moderación.*

*Al igual que la mayoría de los productos de origen animal, los lácteos contienen residuos de hormonas y de pesticidas, microformas, micotoxinas y grasas saturadas. También tienen lactosa, la cual se asimila como cualquier otra azúcar y alimenta a las microformas dañinas. Todos los productos lácteos son los que más promueven la formación de moco y son los más ácidos. Las leches de soya, de nueces y de semillas son superiores por mucho (y son mejores las hechas en casa, pues las que se compran en tiendas generalmente tienen azúcar). La mejor leche animal, si aún estás en transición, es la leche de cabra sin procesar, que provenga de cabras de pastoreo que hayan crecido de manera orgánica. Esta leche contiene ácido caprílico el cual es antifúngico.*

*La leche está diseñada para las vacas bebés. ¿Qué animal en la naturaleza consume leche después de la primera infancia y además de otra especie? La leche de vaca es demasiado concentrada para el consumo humano y es sumamente ácida en el torrente sanguíneo. La leche de vaca contiene tres veces el calcio, tres veces las proteínas, diez veces el fósforo y trescientas veces el monto de caseína (uno de los pegamentos más fuertes usados por los carpinteros) que tiene la leche humana. Al cuerpo se le dificulta mucho tratar de excretar todos los excesos que no puede asimilar de la leche de vaca.*

*En cuanto al consumo de calcio (la razón por la que la mayoría de las madres obligan a sus hijos a tomar leche), uno de los roles que el calcio tiene en el cuerpo es neutralizar los ácidos. Cuando se consumen proteínas animales, se generan altos niveles de acidez, por lo tanto, se requieren grandes cantidades de calcio para neutralizarla. Si comes estos alimentos ácidos y el calcio disponible en el cuerpo no alcanza, entonces el cuerpo lo toma de los huesos y dientes para tratar de regresar a un estado alcalino. Por lo tanto, muchos expertos culpan a la sobredosis de proteína como la causa de la osteoporosis. John Robbins, en su libro "Diet for a New World" (Dieta para un Mundo Nuevo), cita muchos estudios relacionados con cómo los productos lácteos ricos en calcio de hecho dejan al cuerpo con un balance negativo de calcio, una vez que toda esa proteína se neutraliza.*

*Para normalizar una deficiencia de calcio, uno necesita alimentarse con una dieta libre de carne, de lácteos y con baja producción de ácido, para que se requieran los niveles normales de calcio y que todo el que se consuma se utilice de manera óptima. Generalmente tenemos deficiencia de calcio cuando hay un desequilibrio mineral. Consumir 2 litros de jugos de vegetales diariamente rectificará este problema, si se acompaña con una dieta y estilo de vida saludable.*

*Para ver una lista de alimentos ricos en calcio por favor consulta la sección dedicada al calcio más adelante.*

## Agua y Jugos de Vegetales

*Lo que tomas es tan importante como lo que comes y la mayoría de nosotros no toma lo suficiente. Nuestros cuerpos son setenta por ciento agua y tomar agua de la mejor calidad es vital para la salud. El agua es el vehículo para todos los intercambios del cuerpo. El cuerpo necesita diariamente de 2 a 3 litros de agua, dependiendo de cuánta comida viva consumas (mientras más consumas, menos agua necesitarás tomar).*

*Para tener un cuerpo limpio, es esencial tener una hidratación suficiente. Tomar agua alcalina sin restricciones neutraliza los desechos ácidos almacenados y si esto se combina con una buena dieta, los ácidos del cuerpo se eliminan. Para limpiarse, el cuerpo necesita dos elementos: fibra vegetal para acelerar la digestión y ayudar a la formación de deposiciones y agua para ayudar a producir orina.*

*Como hemos visto, el agua es un compuesto inorgánico. La única manera en la que se puede volver orgánico, o infundirlo con el*

29

*principio de la vida, es por medio del reino vegetal.  Los químicos en el reino mineral están muertos y son inorgánicos, pero cuando la naturaleza los disuelve y la vida vegetal los absorbe, se organizan con el principio de la vida y se vuelven orgánicos.*

*Cuando las frutas y verduras se calientan por encima de 118°F o 47°C, el calor vuelve a convertir los químicos orgánicos a su estado inorgánico y sin vida.  Lo mismo aplica para el agua, ya sea del grifo, de lluvia, de manantial o destilada, el agua es inorgánica. Pero cuando la vegetación se alimenta de ella, se absorbe en las plantas y se vuelve orgánica.  Los elementos que conforman el agua originalmente se separan y se almacenan en las fibras de la planta. **Por lo tanto, los jugos frescos de todas las frutas y verduras son la manera de obtener el agua orgánica más fina.**  Al extraer esta agua, como jugo, los químicos que estaban en las verduras o en la fruta también están presentes y también son orgánicos en este estado natural.*

*Todos los beneficios de las verduras (y pastos) se pueden acentuar al hacerlos jugo. Los nutrientes están más concentrados y el cuerpo los puede utilizar más rápida y fácilmente.  Sí se pierde la fibra al hacer jugos, pero eso es lo que libera a los nutrientes (masticar tiene el mismo efecto, pero no es tan efectivo como hacer un jugo). Cuando te tomas tus verduras, tu cuerpo está obteniendo una mayor concentración de las sales alcalinas, vitaminas, minerales, clorofila y enzimas que se pueden utilizar rápidamente.  Los jugos de vegetales son muy alcalinizantes, pues también tienen un efecto limpiador importante en el intestino.*

*La digestión está formada por procesos vitales en los que el agua orgánica juega, por mucho, el papel más importante.  Los jugos digestivos del cuerpo están compuestos en más del 98% por agua orgánica y para su operación, es importante que esta agua orgánica se restablezca constantemente.*

*El agua destilada es la mejor y si se le exprime un poco de limón fresco, es fresca y alcalinizadora.*

\*\*\*\*\*\*\*\*\*\*\*\*\*\*\*\*\*\*\*\*\*\*\*\*\*\*\*\*\*\*\*\*\*\*\*\*\*\*\*\*\*\*\*\*\*\*

*Bajo la categoría de Fuentes de Alimentos, al hablar sobre cada elemento químico, no he incluido solamente los alimentos ideales mencionados anteriormente, también he incluido productos lácteos y carbohidratos que forman ácido, para la gente que está aún en transición. He excluido la carne y es preferible el pescado si se está en transición. La transición gradual desde una dieta de carne, azúcar, comida altamente condimentada, lácteos, productos procesados y refinados, etc. hacia una dieta sana con un alto porcentaje de comida viva, ayuda al cuerpo y a la mente a adaptarse y a purificarse.*

# El Significado Monumental del Trabajo del Dr. Robert Young

*No conozco personalmente al Dr. Robert O. Young, pero a partir de años de experiencia en nosotros mismos, nuestros niños en Tashirat y estudiantes, puedo afirmar que sus investigaciones en el campo de la microbiología y la nutrición han sido invaluables. Si se hace la transición correctamente, y tomando en cuenta la vibración de cada persona, su evolución y su condición física actual, encontramos que la dieta alcalina que el Dr. Young prescribe no sólo es saludable, sino en muchos casos puede también salvar vidas.*

*En este capítulo, resumiré brevemente la teoría del Dr. Robert Young, su énfasis en la importancia del equilibrio en el pH de la sangre y cómo las elecciones de comida afectan directamente este equilibrio más que cualquier otro factor. El siguiente capítulo describe la dieta alcalinizante. He incluido estos dos capítulos para explicar las fuentes alimenticias que he seleccionado para cada mineral, en relación con aprender cómo equilibrar la bioquímica del cuerpo.*

## Acerca del Dr. Young

*El Doctor en Ciencias, Microbiología y Nutrición Robert O. Young ha dedicado su vida a investigar las causas de las enfermedades y a ayudar a las personas a recuperar la salud perdida. Como microbiólogo, ha investigado los nexos entre la acidificación excesiva del cuerpo y el desarrollo de microorganismos mórbidos (bacterias, levaduras, hongos y moho), cuyos venenos metabólicos producen el amplio rango de síntomas que generalmente llamamos "enfermedades". Él remarca la importancia de tener un equilibrio ácido y alcalino en el cuerpo, basado en un estilo de vida saludable, dieta y suplementos nutricionales. Ha ganado reconocimiento en su país (él es Estadounidense) por sus investigaciones en el terreno de la diabetes, cáncer, leucemia y SIDA. Es el autor de dos sobresalientes libros: Sick and Tired (Cansado y Enfermo) y La Milagrosa Dieta del pH.*

*Solamente mencionaré brevemente su teoría, la cual es una extensión de la sabiduría académica colectiva de investigadores prominentes, pero invito a todos los interesados a que adquieran sus libros. Muchos libros son sobresalientes, pero son pocos los que cambian vidas. Estos dos libros cambiaron mi vida y en la medida en la que me volví a educar, también se transformó la vida del personal, de los niños, de los estudiantes y de los pacientes de Tashirat.*

## La Teoría del
## Dr. Robert Young

*La postura general de Robert Young no es distinta a la de todos los doctores naturistas o que practican la medicina alternativa: un terreno fuera de equilibrio es lo que está detrás de la mayoría, si no es que de todas las situaciones sintomatológicas. En las primeras etapas de este desequilibrio, los síntomas exteriores tal vez no sean muy intensos y frecuentemente se tratan con medicamentos. Estos incluyen: erupciones cutáneas, dolores de cabeza, alergias, gripes y problemas respiratorios. Conforme las cosas van avanzando, los órganos y sistemas debilitados comienzan a colapsarse, la tiroides, las glándulas suprarrenales, etc. Las enfermedades crónicas que más tarde se vuelven degenerativas, cobran fuerza si no se erradica la raíz del problema. No hay enemigos o enfermedades específicas contra las cuales luchar, simplemente son la consecuencia del equilibrio o desequilibrio del terreno interno.*

*El Dr. Young correctamente sostiene que los gérmenes buscan su hábitat natural, los tejidos enfermos, en lugar de ser la causa del tejido enfermo. Los mosquitos buscan el agua estancada; en vez de tratar de matar a todos los mosquitos, limpiamos el agua. Hasta este punto, no hay nada nuevo en su teoría.*

*Para mí, la siguiente información fue la que expandió mi consciencia y mi vida. Robert Young comprobó (en Sick and Tired proporciona innumerables fotografías microscópicas para demostrar este punto) que cuando el ambiente está sucio, a partir de hábitos alimenticios y estilos de vida invertidos, **cualquier célula normal** (ya sea glóbulo rojo, leucocito, célula del hígado, del riñón, neurona, etc.) **puede transformarse y rápidamente cambiar su función** (a veces en cuestión de minutos) **y convertirse en una bacteria, levadura u hongo**. En un proceso conocido como pleomorfismo, él demostró fotográficamente cómo las bacterias pueden cambiar y de hecho cambian para volverse levaduras, las levaduras en hongos y los hongos en moho.*

*Entonces la única enfermedad fisiológica es un terreno tóxico y ácido. Los gérmenes que nacen de este terreno afectado, son los primeros síntomas. El síntoma o colección de síntomas que provocan los gérmenes, son efectos secundarios (lo que la medicina tradicional comúnmente trata como las distintas enfermedades).*

*El trabajo de Young es una extensión de muchos investigadores (Gunther Enderlein 1872-1968 y Antoine Bechamp 1816 -1908 son dos de los más prominentes), quienes de igual manera presenciaron y por lo tanto se apegaron al principio del pleomorfismo en sus investigaciones. Pleomorfismo literalmente significa muchas formas. Los microorganismos, como bacterias específicas, pueden tomar múltiples formas, lo cual significa un cambio de función y también de forma.*

*Hay un capítulo perdido en la historia al cual pertenecen los gigantes mencionados anteriormente, que además revela que hay algo que vive de manera independiente en las células y en los fluidos del cuerpo, y el cual es capaz de evolucionar a formas más* complejas. Estos elementos de vida independiente se conocen como microzimas (pequeños seres). Todas las cosas con vida los contienen. **Tanto la degeneración como la regeneración se originan con las microzimas.** Todas las células evolucionan a partir de ellas para empezar, y con las circunstancias y ambiente correcto, las microzimas evolucionan en formas más complejas de vida, incluyendo las bacterias y los hongos. Las bacterias también pueden involucionar hacia microzimas. Todo comienza y termina con las microzimas. Lo que pasa en el intermedio depende del ambiente. Los organismos pleomórficos dañinos no pueden evolucionar en un terreno alcalino y sano. En un ambiente sano, las microzimas construyen y trabajan con el cuerpo.

Los microorganismos dañinos y sus desechos contribuyen directa o indirectamente a tener una larga lista de síntomas. La mayoría de las enfermedades, especialmente las crónicas y degenerativas, son resultado del crecimiento excesivo de microformas. Dichos crecimientos excesivos de levaduras y hongos son lo que está debajo de condiciones como el SIDA, diabetes, hipoglucemia, cáncer, arteriosclerosis, osteoporosis, fatiga crónica y la lista sigue y sigue.

**Es muy significativo notar que los cambios pleomórficos sólo se pueden ver si ves la sangre viva, no en muestras de sangre teñida.** Robert Young usó un microscopio con luz de alta potencia, una grabadora de video y una impresora para grabar la evolución de organismos pleofórmicos de bacterias con forma de tubo (bacilos) a bacterias con forma esférica (cocos) y finalmente a levaduras y hongos y moho y de regreso. Aparentemente el pleomorfismo también se ha visto en fotografías tomadas con microscopio electrónico de tejido animal.

Las microformas prosperan en la acidez y en niveles bajos de oxígeno que son producto de la acidez, además los desechos que producen son también fuertes ácidos. Para revertir el proceso, todo lo que tenemos que hacer el alcalinizar nuestra sangre. Cuando el cuerpo vuelve de ser ácido a ser alcalino, las levaduras, hongos y el moho dejan de crecer y vuelven a ser benignos. Las toxinas que dejaron se pueden unir con ciertas grasas y minerales y eliminarse *del cuerpo. Los gérmenes están en todas partes, pero no pueden crecer, multiplicarse y enfermarte (o matarte) ¡a menos que el ambiente sea el propicio para ellos – ácido!*

*El crecimiento excesivo de microformas es algo natural cuando la vida está por terminar. El cuerpo deja de respirar, los niveles de oxígeno se caen, creando el ambiente anaeróbico en el que se desarrollan las microformas, pues están diseñadas para descomponer nuestros cuerpos muertos. Lo que no es natural es que comiencen a invadir los cuerpos vivos cuando están excesivamente ácidos, pues el proceso se está iniciando prematuramente. Ellos no son malos en sí, si acaso, son los organismos que sirven para recoger la basura y que se encargan de reciclar las células que constantemente colapsan. Simplemente necesitamos alcalinizar nuestro terreno.*

*El exceso de acidez está inextricablemente relacionado con el crecimiento excesivo de microformas. Las microformas son una fuente abundante de ácido en la sangre. Nos predisponemos a nosotros mismos a ambas condiciones por medio de diversas actividades estresantes. La principal es una mala dieta, aunque la toxicidad crónica por causas externas y otros tipos de estrés fisiológico como una mala digestión (también debido a una mala dieta y a combinaciones alimenticias inadecuadas) tienen su papel. Los traumas emocionales, los patrones de pensamiento negativo y otros estreses psicológicos también contribuyen.*

*Un ciclo vicioso de desequilibrio toma el control: primero viene el estrés inicial (mala dieta, pensamientos negativos, aflicción espiritual, emociones destructivas) el cual comienza a acidificar el cuerpo y a perturbar a las células. Las células entonces trabajan para adaptarse a la reducción del pH de su ambiente afectado, se descomponen y evolucionan en bacterias, levaduras, hongos y mohos, los cuales a su vez crean sus productos de desecho (ácidos debilitantes) que contaminan más el ambiente. Es un ciclo vicioso. De acuerdo con Robert Young, la mayoría de la gente tiene un crecimiento excesivo de microformas.*

*Para terminar con una nota optimista, Robert Young también descubrió lo siguiente en su investigación que en verdad expande la mente: los glóbulos rojos (sin núcleo) tienen la capacidad de involucionar (desdiferenciarse) hacia células de blastema (células embrionarias con núcleo) y luego volverse (diferenciarse hacia) cualquier célula que necesite el cuerpo para su regeneración, es decir, los glóbulos rojos de la sangre pueden volverse células de hueso, músculo, piel, cerebro, corazón, hígado, etcétera, así que dependiendo del estado del ambiente, los glóbulos rojos pueden regenerar o degenerar el cuerpo.*

*Él define un terreno sano o enfermo determinando principalmente cuatro factores:*

- *Su equilibrio ácido/alcalino (pH)*
- *Su carga eléctrica / magnética (negativa o positiva)*
- *Su nivel de envenenamiento (toxicidad)*
- *Su estado nutricional*

# *Padecimientos Digestivos Letales*

*La indigestión es la base de la mayoría de las condiciones de enfermedad y sus síntomas y los problemas digestivos recurrentes o crónicos son letales. Dichos problemas crean el ambiente perfecto para que las bacterias negativas, las levaduras y los hongos sobrevivan y proliferen, causando caos en el cuerpo. Es importante darse cuenta de que hay pocos nervios receptores de dolor en el área intestinal, así que debe haber ya un problema muy severo para causar incluso una molestia menor. Debido a esto, un padecimiento gradual en el intestino grueso, (especialmente en el colon o intestino bajo), puede pasar años sin advertirse, hasta que un día exista una condición realmente seria.*

*Nuestros tractos digestivos albergan grandes poblaciones de bacterias, muchas de las cuales son fundamentales para nuestra salud. Estas bacterias son la flora intestinal o las "bacterias amigables" sin las cuales no podríamos vivir. Las maneras principales en las que se abusa de estas bacterias amigables son las siguientes: la comida incorrecta, mala combinación de alimentos, medicamentos (antibióticos, esteroides, cortisona y todas las otras medicinas alópatas), estrés mental y emocional. Todos los factores anteriormente mencionados, además de la contaminación ambiental, respiración incorrecta y otros factores, contribuyen al desarrollo y a la evolución de levaduras y hongos, así como otras formas perjudiciales de bacterias.*

*El colon se vuelve tóxico fácilmente porque su función es eliminar los desechos del cuerpo. Es el órgano con la más pesada carga de asentamientos tóxicos, de fármacos o sistémicos. Este material de desecho frecuentemente se queda en el intestino grueso por meses e incluso años, descomponiéndose cada vez más, produciendo venenos y filtrándose en el cuerpo por medio de la pared intestinal y entrando en el torrente sanguíneo, causando envenenamiento en todo el sistema. La mayoría de esta filtración es gradual, excepto cuando el hongo ha perforado la pared intestinal y penetra en el torrente sanguíneo.*

*Si las bacterias no amigables y los organismos productores de micotoxinas se multiplican prodigiosamente, con el tiempo forman colonias y ocurre la disbiosis. La disbiosis es un desequilibrio de la micro-población intestinal. Cuando los hongos colonizan, forman estructuras con forma de tubo, las cuales perforan la pared del colon y el hongo entra directamente al torrente sanguíneo.*

*Estas perforaciones y sus canales tóxicos se pueden ver claramente como líneas oscuras que radian a partir de la pupila o de la corona nerviosa autónoma (un anillo circular un poco alejado de la pupila). Si hay rayos solares o signos de surcos radiales presentes en el iris, la filtración ya no es gradual. Mientras más oscuro sea el color de estas líneas o de estos rayos solares, como se les llama en iridología, más crónica o degenerativa es la condición (ha estado ahí por más tiempo). Mientras más numerosas sean las líneas, más partes del cuerpo se ven afectadas (estas partes se pueden identificar fácilmente si tienes un conocimiento básico del mapa iridológico). Las levaduras y los hongos siempre atacan las áreas más débiles del cuerpo envenenándolas y trabajándolas en exceso y penetrando directamente en sus células.*

*Si el material de desecho no se evacúa regularmente de los intestinos, se acumulará y la sangre y la linfa pueden tomar los productos tóxicos de la descomposición y llevarlos a todas las células del cuerpo. El tracto intestinal usualmente es el inicio de los asentamientos tóxicos encontrados en todos los otros órganos (y esto es muy evidente en el iris).*

*¿Cómo es que el colon se vuelve sucio? El tracto digestivo está protegido por una sustancia clara y resbalosa conocida como moco, el cual protege la superficie de las membranas del mismo. El moco es una secreción sana y se secreta tras la ingesta de cualquier material, incluso agua, sin embargo, el moco tiene además la función de absorber las toxinas. El moco grueso y opaco que sueles ver cuando tienes una gripe, es el resultado del moco sano tras absorber las toxinas, tratando de eliminarlas del cuerpo. Los alimentos promotores de la formación de moco son todos aquellos que contienen toxinas, o que se asimilan de tal modo que causan*

que el intestino produzca moco para atrapar las toxinas. Los productos lácteos, los almidones y toda la comida desnaturalizada entran en esta categoría. Si estos alimentos se consumen regularmente por un periodo extenso, el intestino grueso se encostra con material mucoso-fecal y restos de desechos, promoviendo el crecimiento de levaduras y hongos, así como otras microformas mórbidas. Los vegetales vivos no son promotores de la formación de moco en lo absoluto (excepto los vegetales muy dulces como la zanahoria, el pimiento rojo y la remolacha, si ya tienes levaduras y hongos).

La mala combinación de alimentos también es una causa principal de la formación de moco, así como del crecimiento excesivo de levaduras y hongos (Por favor consulta el libro ¡A la Vida! de Artimia Arian para ver las guías de combinación de alimentos).

Si el intestino está muy tóxico, el área del colon en el iris izquierdo generalmente muestra más toxicidad que en el derecho. La razón de esto es que mientras el material de desecho pasa por el intestino grueso, se va secando, pues se ha absorbido mucho fluido; si los movimientos intestinales no son regulares, se presenta un proceso de atascamiento y una mayor cantidad de material tóxico concentrado se encuentra en el colon descendente y sigmoide. Esto puede ser la causa de problemas en el corazón, ovarios y vejiga.

Se cree que los desórdenes como apendicitis, amígdalas infectadas, infecciones en el hígado y en la vesícula biliar, disfunciones del corazón y de los vasos sanguíneos, sinusitis, artritis, reumatismo, etc. sin duda tienen su origen en un colon con movimiento lento. También hay un número creciente de condiciones mórbidas en las distintas partes del colon, que involucran las flexuras, el recto y el ano. Considera la cantidad de cirugías y de diversas terapias para hemorroides, fístulas, problemas en la próstata y enfermedades malignas.

Mientras más lento sea el movimiento del material de desecho por el colon, mayor será el contenido bacteriológico y mayor será la posibilidad de putrefacción. El tiempo requerido para que el intestino se libere del material tóxico depende de qué tan libre de *toxinas esté la pared intestinal. Esto se puede determinar en la medida en la que el asentamiento tóxico se indique en el iris. Mientras más viejo y crónico sea, más lento se moverá. La materia acumulada en cualquier sistema de desecho se descompone y emite olores desagradables cuando se le permite estancarse. Se dice que las heces humanas normales están formadas principalmente por bacterias muertas y millones se excretan diariamente.*

*Una persona que sufre de estreñimiento también tiene un tipo de constipación de tejidos y obstáculos en otras partes de su cuerpo, como los ojos, la vesícula biliar, el hígado, los riñones, los pulmones, etcétera. El estreñimiento aumenta el trabajo de los otros órganos de excreción y puede causar que se agoten; además es la causa raíz de la mayoría de las enfermedades de la actualidad. Usualmente no hay ningún órgano reflejado en el iris que luzca tan oscuro como el área del intestino. El intestino parece ser el centro de importancia del cuerpo y cuando está limpio y sano, los otros órganos estarán, como regla, sanos. Todos los órganos dependen del tracto intestinal, pues es el centro del cual todos se extienden. Cuando hay estreñimiento, el material tóxico se acumula y se desarrolla en el intestino, para finalmente salir al torrente sanguíneo y escapar de cualquier manera que pueda. Puede asentarse en el área de la pierna, o puede irse a cualquier órgano del cuerpo. Cuando el hígado y los intestinos están funcionando mejor, los síntomas comienzan a desaparecer y el paciente se siente mejor porque ahora fluye nueva vida y energía por los órganos vitales.*

# *Transición Alimentaria para los Chakras 4 a 7*

## *Chakra 4*

1. Germinados de lentejas cocidos ligeramente al vapor (5-10 minutos) u otras leguminosas germinadas como garbanzos o frijoles de soya.
2. Todos los vegetales cocidos al vapor; los vegetales verdes tienen mayor vibración y contenido mineral (por ejemplo el brócoli, las coles de Bruselas, ejotes, col, calabacín con piel, espinaca o cualquier otro vegetal de hojas verdes cocido al vapor por dos minutos).
3. Los vegetales cocidos al vapor mezclados con vegetales crudos, con hojas verdes o con germinados elevan la vibración de la comida.
4. Vegetales deshidratados y galletas crujientes de nueces o semillas.

*Los vegetales crudos y al vapor se pueden comer con algas o con aguacate (ambos del Ch.3) o con nueces y semillas (Ch.4) o con germinados (Ch. 5).*

## *Chakra 5*

1. Ensaladas de comida viva usando sólo vegetales crudos. El aceite de oliva (u otro), la cebolla, el ajo, el chile y el rábano hacen que la comida tenga una menor vibración. También tiene este efecto cualquier tipo de condimento como Bragg o sal de mar.

43

2. *Ensaladas de hojas verdes y germinados con aguacate o aderezos de nueces y semillas germinadas o aguacate.*

3. *Los quesos de nueces y semillas (comida fermentada) se puede comer con el vegetal o con la ensalada de germinados, siempre y cuando no se coma aguacate. Cómelos en moderación, pues promueven la formación de ácido. De manera alternativa, come aderezos y dips de nueces y semillas germinadas.*

4. *Una comida alta del Ch. 5 es un puré o jugo de vegetales, mientras más hojas verdes tengan, mayor será su vibración. Puedes agregarle limón si eso hace que te sepa mejor. Puedes tener un aguacate al lado del puré si te sientes hambriento. Un ejemplo de puré de vegetales sería: el jugo de dos limones, tres jitomates, dos zanahorias, un pimiento rojo pequeño, cilantro (o perejil o cualquier otra hierba) espinacas (u otra hoja verde), dos ramas de apio, un aguacate. Licúa.*

## Chakra 6

1. *Fruta*
2. *Jugos de fruta*
3. *Vegetales fermentados*

*La mayoría de la gente ha abusado de la azúcar, de los carbohidratos y de la fruta en su vida, así que los jugos verdes son mejores que los jugos de fruta. Si sientes que la fruta te cae bien, toma jugos de fruta pero también jugos verdes, o mezcla los jugos verdes con jugos de cítricos (Consulta el libro ¡A La Vida! de Artimia Arian para ver ejemplos de jugos verdes). Siempre diluye los jugos de fruta con el 50% o más de agua. También toma pasto de trigo u otras bebidas verdes (con limón y agua si no puedes tomarlas solas). Las algas verde azuladas son un buen alimento para este chakra (si te cae bien tomarlas) y también el polvo Inner*

*Balance de Robert Young o cualquier otro polvo verde bueno (puedes hacer el tuyo deshidratando y luego moliendo varias hojas verdes).*

## Chakra 7

*Jugo de pasto de trigo o cebada o cualquier jugo verde.*

*Los polvos como la pimienta de cayena, el polvo de cebolla y de ajo tienen una vibración más alta que los vegetales. Entonces, si tienes problemas digestivos con la cebolla, el ajo o el chile, prueba con los polvos.*

# *Proteína*

La delgadez extrema es un indicador de interferencia con la proteína. La absorción mecánica y química de todo lo que ingieres puede reducirse hasta en un 50%, lo cual naturalmente causa que la gente se ponga excesivamente delgada. Una de las principales razones de la mala absorción de nutrientes es que el intestino delgado (el lugar en el que se absorbe el alimento) esté cubierto de crecimientos excesivos sintogénicos de levaduras y hongos, los cuales desplazan la flora normal (las bacterias amigables que ayudan en la digestión y absorción de los elementos de la comida). Robert Young estima que más del 50% de la población de EUA digiere y absorbe menos del 50% de lo que come (Sick and Tired, Robert Young).

Sin la nutrición adecuada, el cuerpo es incapaz de sanar y regenerar sus tejidos. Si el nivel de energía es bajo y las capacidades de regeneración se disminuyen por cierto periodo, naturalmente como consecuencia se acelera el proceso de envejecimiento.

Sin proteínas y otros nutrientes esenciales, el cuerpo no puede reconstruir tejidos, especialmente los músculos. También se vuelve incapaz de producir enzimas, hormonas y otros cientos de componentes químicos necesarios para la energía celular y la actividad de los órganos.

Proteínas – frijoles de soya, lentejas, tofu, semillas crudas (de sésamo [ajonjolí], de girasol, de linaza, de calabaza), nueces crudas. Remojar las nueces, semillas, leguminosas y granos por 12-24 horas antes de comerlas libera los inhibidores de enzimas y digiere parcialmente las proteínas, facilitando la digestión.

Ideas para incrementar el consumo de proteína, mientras se trabaja simultáneamente para retirar las poblaciones de levaduras y hongos que estén impidiendo la absorción de proteínas y otros nutrientes:

1. *Lácteos y huevos (sólo si se está en transición y trata de sustituirlos con soya y otros productos en cuanto te sientas emocionalmente listo). Los mejores productos lácteos son los yogures y quesos frescos, no la leche ni los quesos amarillos.*

2. *Lentejas – Remoja las lentejas toda la noche, retira el agua en la mañana y permite que germinen antes de usarlas. Germinados de lentejas ligeramente cocidos al vapor (sólo por 5-10 minutos, son mucho más fáciles de digerir y saben igual o mejor que las lentejas hervidas).*

- *Sopa de lentejas con germinados de lenteja ligeramente cocidos al vapor, o sin cocer – agrega jitomate picado, cebolla, cilantro (apio, pepino y otras hierbas o vegetales) y condimenta con limón, alga kelp, cayena (aceite, alga dulse u otros condimentos). Se puede hacer el mismo platillo con germinados de soya verde, alfalfa o cualquier otro germinado o mezcla de germinados o germinados y hojas verdes. El caldo se puede hacer agregando jugo de vegetales al agua que usaste para germinar las lentejas.*

- *Galletas crujientes de germinados de lentejas – molidas con cebolla, jitomate (otros vegetales y condimentos) y deshidratadas.*

- *Hamburguesas de lentejas – moler los germinados de lentejas con algunas zanahorias. Agrega cebollas picadas, cilantro, apio y pimiento rojo, mezcla. Unta un poco de aceite de oliva en el sartén de teflón con una servilleta de papel, calienta el sartén, coloca una cucharada de la mezcla aplanándola bien y manteniendo el sartén a fuego bajo. Cuando las orillas de tu hamburguesa estén bien tostadas, voltéala para cocinarla por los dos lados. No pongas más aceite para las hamburguesas restantes, simplemente raspa bien el sartén con tu espátula de plástico.*

3. *Tofu – Salteado de verduras con tofu (Consulta el Libro de Recetas de Tashirat para ver muchos platillos rápidos y fáciles con tofu).*

4. *Nueces y semillas*

- *Leches de nueces o semillas – Licúa bien las nueces y semillas de tu elección y cuela con un colador de malla fina.*

48

*Si lo deseas, calienta con la flama baja. Agrega stevia al gusto.*

- *Galletas crujientes de nueces o semillas (deshidratadas) con jitomate, cebolla, alga kelp, o bien con otros vegetales y condimentos.*

- *Hamburguesas de nueces o semillas (ver el Libro de Recetas escrito por el staff de Tashirat).*

- *Semillas de girasol o de sésamo (ajonjolí) ligeramente tostados. Gomasio – semillas de sésamo ligeramente tostadas y molidas en seco con sal de mar, polvos de nueces o semillas, molidos en seco. Para hacer un polvo dulce de nueces, muele almendras y nueces, mitad y mitad. Los polvos se pueden espolvorear sobre una gran variedad de platillos, o se pueden comer solos.*

- *Mantequillas de nueces – Muele en seco almendras o almendras y nueces y agrega aceite de semilla de uva u otro aceite prensado en frío de tu elección.*

5. *Platillos con champiñones, berenjena, nopal (Consulta la Guía de Recetas por Chakra por Artimia Arian).*

6. *Germinados – frijoles de soya, garbanzos, alfalfa, semillas de girasol, ajonjolí, lentejas, soya verde.*

- *Leguminosas germinadas cocidas al vapor, especialmente garbanzos para hacer hummus. Lo más sano sería usar germinados vivos de garbanzo para hacer hummus. Muele los germinados de garbanzo con limón, aceite, cebolla, ajo, apio, hasta que quede una mezcla suave. Puedes añadir pimiento rojo. Para hacer un platillo de hummus cocido, sofríe la cebolla y el ajo (si lo deseas) y agrega tahini. Hamburguesas con cualquiera de las opciones anteriores.*

- *Cualquier germinado o vegetal vivo con aderezo o dip de nueces o semillas (¡A La Vida! o el Libro de Recetas de Tashirat)*

7. *Purés – licuados dulces (de nueces) o sopas (licuadas con vegetales y/o hierbas: germinados, nueces o semillas remojadas o germinadas, aguacates) y calentarlas ligeramente con la flama muy baja o a temperatura ambiente. Puré de germinado de lentejas con jitomate, cebolla, aceite, cilantro, apio. Se puede hacer lo mismo con*

cualquier otro germinado o vegetal (Siempre pon primero el jitomate en la licuadora para que todo se licúe fácilmente).

8. Hojas verdes – en ensaladas, jugos o polvos verdes (comprados o hechos en casa). Para los polvos verdes, un buen polvo mineral concentrado para espolvorear sobre todas las comidas se hace secando las hojas verdes de tu elección en el deshidratador o al sol y luego muélelos hasta formar un polvo fino. Usa una tabla de minerales para determinar qué hojas verdes te gustaría usar. Hojas verdes en jugos o purés de verduras.

## Transición de Proteínas

# Chakra 1

Las setas (hongos grandes) tienen una vibración de 1.5.

# Chakra 2

Huevos, yogurt natural y quesos frescos; leguminosas cocidas; berenjena y champiñones.

# Chakra 3

Tofu; carne de soya.

# Chakra 4

*Leguminosas ligeramente cocidas al vapor (lentejas, garbanzos, frijoles de soya); nueces y semillas; galletas crujientes deshidratadas de nueces y semillas o legumbres; coles de Bruselas, brócoli, nopales y otros vegetales verdes altos en proteína; leche de soya.*

# Chakra 5

*Nueces y semillas germinadas, aderezos o patés de nueces y semillas; leches de nueces y semillas; sopas o purés de leguminosas germinadas, verdes completos, hechos puré o jugo (con vegetales).*

# Chakra 6

*Quesos de nueces o semillas fermentados; jugo verde con 2 o 3 jitomates: smoothies de fruta verde.*

# Chakra 7

*Jugo de pasto de trigo o cebada; naranja, manzana o cualquier fruta de alta vibración con hojas verdes.*

# *Carbohidratos*

*"La presencia de carbohidratos simples y complejos no necesariamente causa el crecimiento excesivo de levaduras y hongos directamente, pero sí promueve un ambiente favorable para que lo que ha evolucionado crezca más rápidamente"*
*(Sick and Tired, p. 42, Dr. Robert Young).*

*Transición para dejar los azúcares:*

1.  *Elimina todo el azúcar, productos refinados, melaza, azúcar de caña, miel y sustitúyelos con stevia, aunque incluso la stevia se debe usar con moderación.*

2.  *Elimina o reduce todos los almidones (pan, tortilla, tubérculos como las papas, granos cocidos, pastas de harina). Elimina o reduce todos los vegetales dulces cocidos, como los camotes, chícharos, remolachas y calabazas anaranjadas. Elimina o reduce los frutos secos y las frutas muy dulces como los plátanos. Una vez que has eliminado todo lo anterior, continúa hacia el paso 3.*

3.  *Elimina o reduce la fruta. Una vez que has eliminado la fruta, ve al paso 4.*

4.  *Elimina o reduce los vegetales cocidos al vapor y deshidratados. Una vez que has eliminado todos los vegetales cocidos al vapor y puedes comer una dieta de comida viva cómodamente, ve al paso 5.*

5.  *Elimina o reduce la jícama cruda, las zanahorias y los pimientos rojos.*

6.  *Elimina o reduce todas las nueces y semillas, a menos que estén germinadas o remojadas.*

7.  *Elimina o reduce los jitomates y los aguacates.*

*Aunque esto se puede aplicar para los pacientes, en particular aquellos que tengan problemas con el crecimiento excesivo de Cándida y otras levaduras, es más significativo para los aspirantes espirituales que estén en ascenso y expuestos a una alta Energía Cósmica. Para ver el contenido de carbohidratos de la comida, es mejor verificar las tablas de minerales. Ann Wigmore proporciona buenas tablas en los libros The Blending Book (El libro de los licuados) y The Hippocrates Diet (La dieta de Hipócrates), sin embargo, considera que el contenido de carbohidratos es para los vegetales crudos, pues éste aumenta considerablemente cuando se cocinan.*

# Alimentos Licuados
# Para Fácil Digestión

*Lee:*

- *The Sunfood Cuisine por Frederic Paténaude*
- *The Blending Book por Ann Wigmore y Lee Pattinson*

## Guía para preparar
## Sopas Licuando Comida Viva

*Siempre pica el jitomate y ponlo en la licuadora primero, además de cualquier otro líquido, para facilitar la acción de la licuadora. Estas recetas se pueden hacer sin añadir líquido, pero puedes agregar agua (o pepino) si quieres una consistencia más delgada. Puedes usar una gran variedad jugos de vegetales en lugar de agua para licuar – esto te dará una agua orgánica rica en minerales. Al usar menos agua y más vegetales con alto contenido de agua, se necesitará menos condimento, si es que se necesita alguno.*

*Todas las recetas de comida cruda se pueden calentar muy ligeramente a flama baja (usa un sartén de teflón). Añade o reduce la cantidad de cualquier vegetal según tu gusto.*

*A todas las recetas añade limón, aceite, alga kelp, cayena u otra hierba y especia de tu elección. Puedes usar apio y verduras altas en sodio, como acelgas o cualquier otra, en vez de sal. No uses demasiados vegetales dulces como zanahoria, remolacha, jícama y pimiento rojo; úsalos en moderación para endulzar los platillos cuando lo necesites. Si es necesario, agrega hierbas picadas finamente antes de servir. Sé creativo.*

1. *Usa frutas no dulces como la base líquida de la sopa, licúalas primero y luego agrega los demás ingredientes. Ejemplos: jitomate, pepino, tomatillos (verdes o amarillos), pimiento verde o rojo, calabacín.También se puede usar jugo de vegetales como base.*
2. *Para más consistencia, agrega: nueces y semillas (siempre remojadas) aguacate, germinados de lentejas o de otras leguminosas (garbanzos o frijoles de soya), aceite de oliva (u otro aceite prensado en frío).*
3. *Agrega cualquier vegetal y hoja verde que prefieras: espárragos, brócoli, ejotes, espinacas, etc.*
4. *Agrega cualquier vegetal o ingrediente como condimento: cayena, alga kelp, hojuelas de alga dulse u otros vegetales marinos, sal de mar (Bragg, miso, salsa tamari, etc), cebollines (usa también las hojas verdes), cebolla, ajo, pimientos, polvo de curry, gengibre.*
5. *Almendras – déjalas remojando toda la noche, ponlas en un poco de agua casi hirviendo por 5 o 10 segundos y luego deja caer agua fría sobre ellas inmediatamente y retira la piel.*
6. *Agrega más o menos vegetales líquidos o agua purificada, según la consistencia que prefieras. Agrega hierbas (albahaca, tomillo, cilantro, perejil, etc.) y otros condimentos al gusto.*
7. *Todos los ejemplos de recetas proporcionados aquí son para una porción y brindan una guía básica para que puedas preparar tus propias sopas fácil y rápidamente. Para más ideas y recetas lee los libros recomendados y experimenta.*

*Licúa:*

1. *1 jitomate grande, 2 ramas de perejil, germinados de lenteja, cebolla y cilantro al gusto.*
2. *2 aguacates, cilantro, limón, espinaca, pepino.*

3. 1 jitomate, germinados de garbanzo, limón, aceite, cebolla, ajo y apio.
4. 1 jitomate (y/o pepino), almendras y nueces remojadas (u otras nueces y semillas) brócoli (o espárragos o cualquier otro vegetal de tu elección), perejil.

*Alimentos Vivos altos en Proteína*

*Ejemplo de Sopa*

# Sopa de Lentejas

3-4 jitomates (o más para una sopa más delgada)
2 puños de lentejas germinadas
cayena, alga kelp, cebollines, etc. al gusto

# Sopa de Brócoli

5-6 tomatillos
½ cabeza y tronco (pelado) de brócoli
2 puños de almendras (siempre remojadas y sin cáscara)
cebollines, cayena, (Bragg, ajo, etc.)

# Sopa de espárrago

4 jitomates
2 puños de semillas de girasol (remojadas)
10-15 ramas de espárragos
el jugo de dos limones
condimentos

Si la proteína no es un problema, usa aguacate licuado con los vegetales.

*Ejemplos de Sopa de Vegetales al Vapor*

*Cuece al vapor y licúa, poniendo los vegetales altos en agua como el calabacín o los jitomates primero en la licuadora para moler más fácilmente. Agrega los jitomates al vapor y la cayena o cualquier otro chile para una sopa más pesada.*

***Nota:*** *Mientras más picante sea la sopa, más baja es su vibración. Mientras más chile, jitomates al vapor, ajo o cebolla, menor es la vibración (y al revés). Se puede saber si una persona necesita una vibración baja si dice que necesita comida pesada.*

## Calabacines o Chayotes
*Licúa solo con cualquier otro vegetal como jitomate al vapor o crudo.*

## Coliflor
*Licúa solo, tiene el sabor y la consistencia del puré de papa. Agrega muy poca agua para licuar.*

*Licúa con un poco de calabacín.*

*Usa la sopa de calabacín y coliflor como la base suave y cremosa para cualquier otra sopa.*

## Brócoli o Chayote
*Licúa con almendras y chile.*

## Leches de Nueces o Semillas

*Las almendras son mejor remojadas y sin cáscara. Usa uno o dos puños de nueces o semillas por vaso de agua, licúa y cuela. Vuelve a usar la pulpa en tu próxima bebida de nueces o semillas y ponle canela encima. Se pueden moler con manzana (sin piel), papaya, mango o cualquier otra fruta si no tienes problemas digestivos.*

## Mantequillas de Nueces o Semillas

*Muele en seco las almendras, nueces o las semillas que desees. Agrega aceite de semilla de uva o cualquier otro aceite prensado en frío para hacer una mantequilla de nueces. Las almendras y nueces van bien con aceite.*

# La Nueva Era

*El Cosmos está saliendo de una era de extrema negatividad e inconsciencia para entrar a una era de ultra positividad y consciencia. Para salir del estado de coma en el que todos hemos vivido en menor o mayor medida, es crucial tener una dieta y estilo de vida balanceado y sano. Mientras más elevada sea la dieta, más clara estará la mente y nos volveremos más espirituales naturalmente y menos materiales.*

*Este conocimiento nutricional es específicamente para aquellos en un camino espiritual, que estén ascendiendo desde una vibración material densa hacia una vibración espiritual más sutil. La comida es una herramienta más poderosa de lo que mucha gente se da cuenta; uno debe experimentar con ella para darse cuenta de su poder, así que sé consciente de lo que haces; siempre es preferible hacer la transición. Es tan importante siempre tomar en cuenta al cuerpo emocional, especialmente con respecto a la comida, pues representa una zona de confort para mucha gente, así que evita medidas disciplinarias inflexibles y mejor haz la transición gradual con el tiempo, manteniendo feliz al cuerpo emocional. Ningún régimen dietético beneficiará al cuerpo físico si el cuerpo emocional no se mantiene cómodo y feliz.*

*Para que la evolución (crecimiento) sea duradero y permanente, debe ser un proceso minucioso; no es algo que pase de la noche a la mañana. Un árbol que crece demasiado rápido, tendrá raíces y tronco débiles, por lo que no perdurará, en cambio el árbol que crece continuamente con el tiempo, con sus raíces bien desarrolladas y con un tronco grueso es el que resistirá todas las tormentas.*

# NOTA IMPORTANTE
# PARA LOS LECTORES

Junio 2014

Estimados Lectores,

Recientemente alguien me introdujo a la dieta 80-10-10 del Dr. Graham. Tengo que expresar cómo me adhiero plenamente a esta dieta. Todo Tashirat ha hecho la transición con éxito a esta dieta y es la dieta que recomendamos, ya que, como el Dr. Graham afirma, creemos que es la dieta perfecta. Todos mis libros de nutrición se pueden utilizar como una transición a la dieta del Dr. Graham, que es una dieta pura para el Chakra 5 y 6. Entre más verdes y vegetables no-dulces consumes, más te acercas a una dieta del Chakra 5. Entre más frutos dulces consumes, más te acercas a una dieta del Chakra 6.

Todo el conocimiento de nutrición que hay en mis libros, por lo tanto, tiene que ser modificado, reduciendo el consumo de grasa para lograr un balance de 80-10-10, lo que significa que un mínimo del 80 % de tu consumo total de calorías proviene de los carbohidratos, un máximo del 10 % de las proteínas, y un máximo del 10% de la grasa. Esto es muy importante y era la pieza que faltaba para una dieta perfecta. Como crudi-veganos o partidarios de los alimentos crudos, hemos consumido erróneamente alimentos muy altos en grasa, tales como el aceite de oliva prensado en frío, nueces, semillas y aguacates.

Para darte una idea: si consumes aproximadamente 2000 calorías al día, no debes de consumir más de 100g de aguacate al día (una tercera parte de un aguacate mediano a grande), o el equivalente a 15 almendras o 1 cucharada de aceite de oliva. Si elevas tu consumo de calorías, entonces serás capaz de comer más grasa y más proteína. Lo importante es que el balance se aproxime al ideal de la dieta 80-10-10. Por ejemplo, puedes acumular estas cantidades, no comiendo nada de grasa durante tres días y luego comiendo un aguacate por la tarde con tu ensalada.

Hay un sitio web muy sencillo de usar - www.nutridiary.com - que calcula el porcentaje de tu ingesta calórica diaria. Realmente te aconsejo que encuentres a alguien capacitado que te enseñe lo básico, lo que te llevará no más de media hora de clase. Si no conoces a nadie para enseñarte, Tashirat puede enviarte un vídeo de introducción. Envíanos tu solicitud al correo electrónico a: tashiratmail@gmail.com

Si te resulta demasiado difícil hacer la transición a la dieta 80-10-10 por ti mismo, podemos ayudarte con consultas en persona o por correo electrónico. Simplemente contáctanos y estaremos encantados de ayudarte. También ofrecemos cursos de nutrición, que incluyen clases de Yoga, Meditación y Chakras.

Para concluir, todo el mundo necesita leer el libro 80-10-10 del Dr. Graham. Es un libro extraordinariamente sencillo, claro e informativo. Ojalá lo hubiera encontrado hace 30 años, pero el libro salió en 2008 y alguien me lo recomendó recientemente. Estoy de acuerdo al 100 % con todo lo que el Dr. Graham explica de manera tan elocuente y concisa en su valioso libro. Uno no puede esperar tener salud emocional, mental, espiritual ni alcanzar la felicidad (balance), sin primero lograr la salud del cuerpo físico.

Por la Salud, el Amor y la Vida!

Con Amor,
Artimia

p.d.

No conozco personalmente al Dr. Douglas Graham, pero a partir de más de un año de experiencia en nosotros mismos, nuestros niños de Tashirat y estudiantes encontramos que la dieta 80/10/10 que el Dr. Graham promueve es excelente como una dieta para los Chakras 5 y 6.

Si se hace la transición correctamente, tomando en cuenta la vibración de cada persona, su evolución y su condición física actual, la dieta 80/10/10 es información invaluable y excelente.